Salatite kuninganna

Koostisainetest, maitsest ja värvidest rikkalikud salatid, mis sobivad igale maitsele

Maria Kask

Kokkuvõte

Eriline kanasalat 9
Kleopatra kana salat 12
Tai-Vietnami salat 15
Jõulusalat 18
Rohelise kartuli salat 21
maisi salat 24
Coleslaw ja viinamarjasalat 26
tsitruseliste salat 28
Puuvilja-salati salat 30
Õuna-salati salat 32
Oa ja pipra salat 34
Porgandi ja datli salat 36
Kreemjas paprika salatikaste 38
havai salat 40
Kana karri salat 43
Spinati ja maasikasalat 45
restorani salat 47
Klassikaline makaronisalat 49
Roqueforti pirni salat 51
Barbie tuunikala salat 53
Jõulu-kanasalat 55
Mehhiko oasalat 57
Peekoni rantšo pastasalat 60
punase kartuli salat 62

Musta oa ja kuskussi salat 64
Kreeka kana Kreeka salat 66
uhke kanasalat 68
Puuviljane karri-kanasalat 70
Imeline karri-kanasalat 72
Vürtsikas porgandisalat 75
Aasia õunasalat 77
Kõrvitsa ja odra salat 79
salat kressiga 81
Caesari salat 83
Kana ja mango salat 85
Apelsini salat mozzarellaga 87
Kolme oa salat 89
Tofu ja miso salat 91
Jaapani redis salat 93
edela salat 95
Caprese salat pastaga 97
Suitsuforelli salat 99
Munasalat ubadega 101
ambrosia salat 102
viilu salat 105
Hispaania Pepperoni salat 107
mimoosi salat 109
Klassikaline Waldorfi salat 111
hernesalat 113
Kanasalat singiga 115
Maitsev rukola salat krevettidega 118

Kreveti salat ... 121
Meloni ja singi salat ... 125
Maisi ja valge oa salat ... 127
Tai stiilis krevetisalat ... 130
Maitsev salat vürtsika ananassikastmega ... 134
Grillitud kana ja rukola salat ... 138
Pasta salat kastme ja murulauguga ... 141
söe tomativinegretiga ... 144
Maitsev krabisalat ... 147
Kana ja odra salat ... 151
Hiidlest ja virsiku salat ... 155
Peedi ja juustu salat ... 158
itaalia roheline salat ... 161
Brokkoli jõhvikasalat ... 163
Maitsev Marconi salat ... 166
Kartuli ja peekoni salat ... 168
Salati ja rokforti salat ... 171
Tuunikalasalat ... 175
Pasta salat ... 177
Kanasalat seesamipastaga ... 181
traditsiooniline kartulisalat ... 183
Quinoa Tabbouleh ... 186
brünett salat ... 189
Maasika ja feta salat ... 191
Kurgi salat ... 193
Värviline salat ... 195
Kikerhernesalat ... 197

Vürtsikas avokaado ja kurgi salat 200

Basiiliku, feta ja tomati salat 202

Pasta ja spinati salat 204

Kuivatatud tomati oder ja basiilik 207

Kreemjas kanasalat 210

Värskendav Green Gram 212

Avokaado ja rukola salat fetajuustuga 215

Idandatud rohelise kikerherne salat 217

Kikerhernesalat 219

Eriline kanasalat

koostisained

1½ kehamassi õhukeselt viilutatud linnuliha erinevad toidud, kotletid

2 spl. taimeõli

Soovitatav grillimisprogramm: McCormick's BBQ grill Mates Montreal Meal Seasoning või Raw Sodium and Pepper

3 ümmargust lusikat. suurepärane maapähklivõi

3 spl musta sojaoa vürtsi

1/4 tassi mis tahes puuviljamahla

2 tl kuuma vürtse

1 sidrun

1/4 seemneteta kurki, lõigatud kangideks

1 tass hakitud porgandit

2 tassi hakitud salatilehti

4 krõbedat kuklit, keiserid või talkerid, poolitatud

meetod

Kuumuta röstimispann või suur mittenakkuva anum. Määrige linnud õliga ja seadke grill grillile ning küpsetage 3 minutit mõlemalt küljelt kahel käigul.

Asetage maapähklivõi mikrolaineahjukindlasse nõusse ja pehmendage mikrolaineahjus suurel võimsusel umbes 20 sekundit. Sega maapähklivõiga soja, puuviljamahl, kuumad vürtsid ja sidrunimahl. Viska linnuliha satay vürtsidega. Lisage värskelt lõigatud köögiviljad. Laota 1/4 värsketest rohelistest võileivaleivale ja kaunista 1/4 Satay linnuseguga. Pane pealsed võileibadele ja paku või paki need reisiks.

Nautige!

Kleopatra kana salat

koostisained

1 ½ kanarind

2 spl. ekstra neitsioliiviõli

1/4 tl purustatud punaseid helbeid

4 küüslauguküünt, purustatud

1/2 klaasi kuiva valget veini

1/2 apelsini, värskelt pressitud

Peotäis viilutatud lamedate lehtedega peterselli

jäme naatrium ja must pipar

meetod

Kuumuta pliidil suur mittenakkuva pakk. Lisa ekstra neitsioliiviõli ja kuumuta. Lisa purustatud kott, purustatud küüslauguküüned ja kanarind. Prae kanarinda igast küljest hästi pruuniks, umbes 5-6 minutit. Laske vedelikul podiseda ja roogadel küpseda veel umbes 3-4 minutit, seejärel eemaldage pann tulelt. Pigista lindudele peale värskelt pressitud laimimahl ning serveeri koos annuse peterselli ja maitse järgi soolaga. Serveeri kohe.

Nautige!

Tai-Vietnami salat

koostisained

3 ladina salatit tükeldatud

2 tassi värskete köögiviljade seemikuid, mis tahes sorti

1 tass täiuslikuks viilutatud daikonit või punast redist

2 tassi herneid

8 šalottsibulat, tükeldatud

½ seemneteta kurki, lõigatud pikuti pooleks

1 pint kollast või punast viinamarjastomatit

1 punane sibul, neljaks lõigatud ja ideaalselt viilutatud

1 valik suuri värskeid tulemusi, kärbitud

1 valik värsket basiilikut, hakitud

2 2-untsi pakki viilutatud kreeka pähklit, leiti küpsetuskäigust

8 mandli või aniisi röstsaia, lõigatud 1-tollisteks tükkideks

1/4 tassi musta tamari sojakastet

2 spl. taimeõli

4 kuni 8 õhukeselt viilutatud linnulihakotlet, olenevalt suurusest

soola ja värsket musta pipart

1 nael. Mahi mahi

1 küps laim

meetod

Kombineeri kõik koostisosad suures kausis ja serveeri jahutatult.

Nautige!

Jõulusalat

koostisained

Mittekleepuv toiduvalmistamispihus

2 spl. pähkli siirup

2 spl. pruun suhkur

2 spl. õunasiider

1 kilone singitoidu, täiesti valmis, suurteks kuubikuteks

½ naela teravilja ühe kikilipsu kohta, keedetud

3 supilusikatäit maitsvaid viilutatud kornišoneid

Salat

½ tassi viilutatud punast sibulat

1 tass Gouda väikeste kuubikutena

3 supilusikatäit viilutatud värskeid peterselli lehti

Vinegrett, järgi valemit

Orgaanilised marineeritud oad:

1 nael herned, vähendatud, lõigatud kolmandikuks

1 tl. viilutatud küüslauk

1 tl. punased tõukehelbed

2 tl ekstra neitsioliiviõli

1 tl. Valge äädikas

Näputäis soola

must pipar

meetod

Kuumuta pliit temperatuurini 350 kraadi F. Kandke küpsetusplaadile mittenakkuva küpsetussprei. Klopi keskmises kausis kokku kreeka pähklisiirup, pruun glükoos ja õunasiider. Lisa sink ja sega korralikult läbi. Tõsta singisegu lusikaga pannile ja küpseta, kuni see on kuum ja sink värvunud, umbes 20-25 minutit. Eemaldage ahjust ja asetage kõrvale.

Lisa vinegretiga taldrikule nisu, kornišonid ja petersell ning sega, kuni see on kaetud. Täitke suur taldrik Bibbi salatiga ja lisage parmesani juust. Aseta punane sibul, gouda juust, marineeritud herned ja ettevalmistatud sink ridadesse tera peale. Serveeri.

Nautige!

Rohelise kartuli salat

koostisained

7–8 šalottsibulat, puhastatud, kuivatatud ja tükkideks lõigatud, rohelisteks ja valgeteks osadeks

1 väike valik murulauku, viilutatud

1 tl. koššersool

värskelt jahvatatud valge pipar

2 spl. vesi

8 spl ekstra neitsioliiviõli

2 punast bliss sellerit kehakaalu järgi, pestud

3 loorberilehte

6 supilusikatäit musta äädikat

2 šalottsibulat, kooritud, pikuti neljaks lõigatud, õhukesteks viiludeks

2 spl. mahe dijoni sinep

1 supilusikatäis. viilutatud kapparid

1 tl. kappari vedelik

1 hunnik estragonit, tükeldatud

meetod

Blenderis blenderis šalottsibul ja murulauk. Maitsesta maitse järgi soolaga. Lisa vesi ja sega. Vala 5 spl. ekstra neitsioliiviõli aeglaselt läbi mikseri ülaosa ja klopi ühtlaseks. Aja seller vees potis keema, alanda kuumust ja lase keema tõusta. Maitsesta vesi näpuotsatäie soolaga ja lisa loorberilehed. Hauta sellerit, kuni see on tera otsaga läbistatud, umbes 20 minutit pehmeks.

Selleri jaoks piisavalt suures tassis segage kokku must äädikas, šalottsibul, sinep, kapparid ja estragon. Lisa ülejäänud ekstra neitsioliiviõli. Nõruta seller ja eemalda loorberilehed.

Laota seller taldrikule ja tükelda ettevaatlikult kahvli piidega. Maitsesta ettevaatlikult boosteri ja naatriumiga ning sega korralikult läbi. Lõpeta, lisades šalottsibula ja ekstra neitsioliiviõli segu. Sega hästi. Hoia serveerimiseni 70 kraadi juures soojas.

Nautige!

maisi salat

koostisained

3 suhkrumaisi kõrva

1/2 tassi viilutatud sibulat

1/2 tassi viilutatud paprikat

1/2 tassi viilutatud tomateid

Soola maitse järgi

Salatikastme jaoks

2 spl. Oliiviõli

2 spl. Sidrunimahl

2 tl tšillipulbrit

meetod

Maisikõrvu tuleks grillida keskmisel kuumusel, kuni need on kergelt söestunud. Pärast röstimist tuleb tuum noa abil kõrvadest eemaldada. Nüüd võtke kauss ja segage terad, hakitud sibul, paprika ja tomatid soolaga ning asetage kauss kõrvale. Nüüd valmista salatikaste, segades kokku oliiviõli, sidrunimahl ja tšillipulber ning lase siis jahtuda. Enne serveerimist vala kaste salatile ja serveeri.

Nautige!

Coleslaw ja viinamarjasalat

koostisained

2 kapsast, hakitud

2 tassi pooleks lõigatud rohelisi viinamarju

1/2 tassi peeneks hakitud koriandrit

2 rohelist tšillit, tükeldatud

Oliiviõli

2 spl. Sidrunimahl

2 tl tuhksuhkrut

soola ja pipart maitse järgi

meetod

Salatikastme valmistamiseks võta kaussi oliiviõli, sidrunimahl suhkru, soola ja pipraga ning sega korralikult läbi ja jahuta.

Nüüd tõsta ülejäänud ained teise kaussi, sega korralikult läbi ja jäta reservi. Enne salati serveerimist lisa jahutatud salatikaste ja sega õrnalt läbi.

Nautige!

tsitruseliste salat

koostisained

1 tass täisterapastat, keedetud

1/2 tassi viilutatud paprikat

1/2 tassi porgandit, blanšeeritud ja tükeldatud

1 roheline sibul, hakitud

1/2 tassi apelsine, viiludeks lõigatud

1/2 tassi magusaid laimiviile

1 tass oa idandeid

1 tass madala rasvasisaldusega kohupiima

2-3 spl piparmündilehti

1 tl. pulbristatud sinep

2 spl. Tuhksuhkur

Soola maitse järgi

meetod

Kastme valmistamiseks lisa kaussi kohupiim, piparmündilehed, sinepipulber, suhkur ja sool ning sega korralikult, kuni suhkur lahustub. Segage ülejäänud ained teises kausis ja laske siis seista. Enne serveerimist lisa salatile kaste ja serveeri külmalt.

Nautige!

Puuvilja-salati salat

koostisained

2-3 salatilehte, lõigatud tükkideks

1 kartul, tükeldatud

½ tassi viinamarju

2 apelsini

½ tassi maasikaid

1 arbuus

2 spl. Sidrunimahl

1 supilusikatäis. Kallis

1 tl. punased tšillihelbed

meetod

Võtke sidrunimahl, mesi ja tšillihelbed kaussi ja segage hästi, seejärel pange kõrvale. Nüüd pane ülejäänud ained teise kaussi ja sega korralikult läbi. Enne serveerimist lisa salatile kaste ja serveeri kohe.

Nautige!

Õuna-salati salat

koostisained

1/2 tassi melonipüreed

1 tl. köömned, röstitud

1 tl. Koriander

soola ja pipart maitse järgi

2-3 salatit, lõigatud tükkideks

1 kapsas, hakitud

1 porgand, riivitud

1 kuubikuteks lõigatud paprika

2 spl. Sidrunimahl

½ tassi hakitud viinamarju

2 õuna, tükeldatud

2 rohelist sibulat, hakitud

meetod

Võtke kapsas, salat, hakitud porgand ja paprika kastrulisse, katke külma veega ja keetke ning küpseta krõbedaks, selleks võib kuluda kuni 30 minutit. Sel hetkel nõrutage need ja siduge riidega ning asetage külmikusse. Nüüd võetakse õunad koos sidrunimahlaga kaussi ja hoitakse külmkapis. Nüüd pane ülejäänud ained kaussi ja sega korralikult läbi. Serveeri salat kohe.

Nautige!

Oa ja pipra salat

koostisained

1 tass keedetud pintoube

1 tass kikerherneid, leotatud ja keedetud

Oliivõli

2 sibulat, hakitud

1 tl. hakitud koriander

1 pipar

2 spl. Sidrunimahl

1 tl. tšillipulber

soola

meetod

Torgake paprikad kahvliga läbi ja seejärel pintseldage neid

õliga ning seejärel röstige neid madalal kuumusel. Sel hetkel

sukeldatakse paprikad külma vette, seejärel eemaldatakse

põlenud nahk ja lõigatakse seejärel viiludeks. Lisa ülejäänud

koostisosad tšillile ja sega korralikult läbi. Enne serveerimist

laske sellel tund või rohkem jahtuda.

Nautige!!

Porgandi ja datli salat

koostisained

1 ½ tassi porgandit, riivitud

1 pea salatit

2 spl. röstitud ja hakitud mandlid

Mesi sidruni kaste

meetod

Pane riivitud porgandid külma veega kastrulisse ja hoia umbes 10 minutit, seejärel kurna. Nüüd tuleks sama korrata salatipeaga. Nüüd võta porgandid ja salat koos teiste koostisosadega kaussi ning hoia enne serveerimist külmkapis.

Serveeri salat röstitud ja hakitud mandlitega puistates.

Nautige!!

Kreemjas paprika salatikaste

koostisained

2 tassi majoneesi

1/2 tassi piima

vesi

2 spl. Õunasiidri äädikas

2 spl. Sidrunimahl

2 spl. Parmesan

soola

Natuke tšillikastet

Natuke Worcestershire'i kastet

meetod

Võtke suur kauss, koguge kõik koostisosad sisse ja segage need korralikult läbi, et ei jääks tükke. Kui segu on saavutanud soovitud kreemja konsistentsi, vala see värske puu- ja juurviljasalati hulka ning seejärel on salat koos salatikastmega serveerimiseks valmis. See kreemjas ja vürtsikas piprakaste ei sobi hästi mitte ainult salatitele, vaid seda saab serveerida ka kanaliha, burgerite ja võileibadega.

Nautige!

havai salat

koostisained

Apelsinikastme jaoks

Lusikas. maisijahu

Apelsini kõrvitsa tassi peal

1/2 tassi apelsinimahla

Kaneelipulber

salati jaoks

5-6 salatilehte

1 ananass, kuubikuteks lõigatud

2 banaani, tükkideks lõigatud

1 kurk, kuubikuteks lõigatud

2 tomatit

2 apelsini, viiludeks lõigatud

4 musta datlit

Soola maitse järgi

meetod

Salatikastme valmistamiseks võta kauss ja sega maisitärklis apelsinimahlaga, seejärel lisa kaussi apelsinikõrvits ja küpseta, kuni kastme konsistents pakseneb. Seejärel lisa kaussi kaneelipulber ja tšillipulber ning jahuta mõneks tunniks külmikus. Seejärel valmista salat, võta salatilehed anumasse ja kata see umbes 15 minutiks veega. Nüüd pane viilutatud tomatid kaussi, mille sees on ananassitükid, õun, banaan, kurk ja apelsinilõigud, maitse järgi soola ja sega korralikult läbi.

Nüüd lisa see salatilehtedele ja seejärel vala jahtunud kaste enne serveerimist salatile.

Nautige!!

Kana karri salat

koostisained

2 kondita, nahata kanarinda, keedetud ja poolitatud

3-4 sellerivart, tükeldatud

1/2 tassi majoneesi, madala rasvasisaldusega

2-3 tl karripulbrit

meetod

Võtke keedetud kondita ja nahata kanarind koos ülejäänud koostisosade, selleri, madala rasvasisaldusega majoneesi ja karripulbriga keskmisesse kaussi ja segage hästi. Nii et see maitsev ja lihtne retsept on serveerimiseks valmis. Seda salatit saab kasutada võileivatäidisena, mille peal on salat.

Nautige!!

Spinati ja maasikasalat

koostisained

2 tl seesamiseemneid

2 tl mooniseemneid

2 tl valget suhkrut

Oliiviõli

2 tl paprikat

2 tl valget äädikat

2 tl Worcestershire'i kastet

Tükeldatud sibul

Spinat, pestakse ja lõigatakse tükkideks

Veerand maasikad, lõigatud tükkideks

Vähem kui tass mandleid, hõbetatud ja blanšeeritud

meetod

Võtke keskmine kauss; sega mooniseemned, seesamiseemned, suhkur, oliiviõli, äädikas ja paprika Worcestershire'i kastme ja sibulaga. Sega korralikult läbi ja kata ning pane seejärel vähemalt tunniks sügavkülma. Võtke teine kauss ja segage kokku spinat, maasikad ja mandlid, seejärel valage ürdisegu sellele ja seejärel jahutage salat enne serveerimist vähemalt 15 minutit.

Nautige!

restorani salat

koostisained

Üks 16-untsi kott kapsasalati segu

1 hakitud sibul

Vähem kui tass kreemjat salatikastet

Taimeõli

1/2 tassi valget suhkrut

soola

Mooniseemned

Valge äädikas

meetod

Hankige suur kauss; sega kapsasalati segu ja sibul kokku. Nüüd võta teine kauss ja sega omavahel salatikaste, taimeõli, äädikas, suhkur, sool ja mooniseemned. Pärast korralikku segamist lisa segu kapsasalati segule ja kata korralikult. Enne maitsva salati serveerimist pane see vähemalt tunniks-paariks külmkappi.

Nautige!

Klassikaline makaronisalat

koostisained

4 tassi küünarnuki makarone, toores

1 tass majoneesi

Vähem kui tass destilleeritud valget äädikat

1 tass valget suhkrut

1 tl. Sinep

soola

must pipar, jahvatatud

Üks suur sibul, peeneks hakitud

Umbes tassitäis purustatud porgandit

2-3 sellerivart

2 kuuma paprikat tükeldatud

meetod

Võta suur pott ja lase soolaga maitsestatud vesi keema, lisa makaronid ja keeda ning lase umbes 10 minutit jahtuda ja nõruta. Nüüd võtke suur kauss ja lisage äädikas, majonees, suhkur, äädikas, sinep, sool ja pipar ning segage hästi. Kui see on hästi segatud, lisage seller, roheline paprika, piment, porgand ja makaronid ning segage uuesti hästi. Pärast kõigi koostisosade korralikku segamist jäta see enne maitsva salati serveerimist vähemalt 4-5 tunniks külmkappi seisma.

Nautige!

Roqueforti pirni salat

koostisained

Salat, tükkideks lõigatud

Umbes 3-4 pirni, kooritud ja tükeldatud

1 purk Roqueforti juustu, riivitud või murendatud

roheline sibul, viilutatud

Umbes tassitäis valget suhkrut

1/2 purki pekanipähklit

Oliiviõli

2 tl punase veini äädikat

sinep, maitse järgi

Küüslauguküüs

Sool ja must pipar, maitse järgi

meetod

Võtke pann ja kuumutage õli keskmisel kuumusel, seejärel segage suhkur pähklitega ja jätkake segamist, kuni suhkur on lahustunud ja pähklid karamelliseerunud, seejärel laske neil jahtuda. Nüüd võta teine kauss ja lisa õli, äädikas, suhkur, sinep, küüslauk, sool ja must pipar ning sega korralikult läbi. Nüüd sega kausis salat, pirnid ja sinihallitusjuust, avokaado ja roheline sibul, lisa maitseainesegu, puista peale karamelliseeritud kreeka pähklid ja serveeri.

Nautige!!

Barbie tuunikala salat

koostisained

Purk pikkuim-tuunikala

½ tassi majoneesi

Lusikas. parmesani juust

Magus hapukurk, maitse järgi

sibulahelbed, maitse järgi

Karripulber, maitse järgi

kuivatatud petersell, maitse järgi

Till, kuivatatud, maitse järgi

Küüslaugupulber, maitse järgi

meetod

Võtke kauss ja lisage kõik koostisosad ning segage hästi. Enne serveerimist lase neil tund aega jahtuda.

Nautige!!

Jõulu-kanasalat

koostisained

1 nael kanaliha, keedetud

tass majoneesi

teelusikatäis. paprika

Umbes kaks tassi kuivatatud jõhvikaid

2 rohelist sibulat, peeneks hakitud

2 rohelist paprikat, tükeldatud

Tass hakitud pekanipähklit

Sool ja must pipar, maitse järgi

meetod

Võtke keskmine kauss, segage kokku majonees, paprika, seejärel maitsestage ja vajadusel soolaga. Nüüd võtke jõhvikad, seller, paprika, sibul ja kreeka pähklid ning segage need hästi. Nüüd lisa keedetud kana ja sega siis uuesti korralikult läbi. Maitsesta neid oma maitse järgi ja seejärel lisa vajadusel veidi jahvatatud musta pipart. Enne serveerimist lase vähemalt tund aega jahtuda.

Nautige!!

Mehhiko oasalat

koostisained

Mustade ubade purk

Purk punaseid ube

Purk cannellini ube

2 rohelist paprikat, tükeldatud

2 punast paprikat

Pakk külmutatud maisiterad

1 punane sibul, peeneks hakitud

Oliiviõli

1 supilusikatäis. punase veini äädikas

½ tassi sidrunimahla

soola

1 küüslauk, purustatud

1 supilusikatäis. koriander

1 tl. jahvatatud köömned

must pipar

1 tl. Kuum kaste

1 tl. tšillipulber

meetod

Võtke kauss ja segage kokku oad, paprika, külmutatud mais ja punane sibul. Nüüd võta teine väike kauss, sega kokku õli, punase veini äädikas, sidrunimahl, koriander, köömned, must pipar ja seejärel maitsesta ning lisa tuline kaste tšillipulbriga.

Vala peale kaste ja sega korralikult läbi. Enne serveerimist lase neil tund või paar jahtuda.

Nautige!!

Peekoni rantšo pastasalat

koostisained

Purk toores tricolor rotini

9-10 viilu peekonit

tass majoneesi

salatikastme segu

1 tl. Küüslaugupulber

1 tl. küüslaugu pipar

1/2 tassi piima

1 tomat, tükeldatud

Purk musti oliive

Tass cheddari juustu, riivitud

meetod

Võtke kastrulisse veidi soolaga maitsestatud vett ja laske keema tõusta. Keeda pasta pehmeks umbes 8 minutit. Sel hetkel võta pann ja kuumuta pannil õli ning küpseta peekon ning kui see on küpsenud, kurna see ja tükelda. Võtke teine kauss ja lisage teised koostisosad ning lisage see pastale ja pancettale. Serveeri korralikult segatuna.

Nautige!!

punase kartuli salat

koostisained

4 uut punast kartulit, puhastatud ja pestud

2 muna

nael peekonit

Sibul, peeneks hakitud

Selleri vars, tükeldatud

umbes 2 tassi majoneesi

soola ja pipart maitse järgi

meetod

Valage soolaga maitsestatud vesi kastrulisse ja laske keema tõusta, seejärel lisage uued kartulid ja keetke umbes 15 minutit, kuni need on pehmed. Seejärel kurna kartulid ja lase jahtuda. Nüüd pane munad kastrulisse ja kata need külma veega ning seejärel lase vesi keema ning tõsta kastrul tulelt ja tõsta kõrvale. Sel hetkel küpseta peekon, nõruta see ja tõsta kõrvale. Nüüd lisa ained koos kartulite ja peekoniga ning sega korralikult läbi. Jahuta ja serveeri.

Nautige!!

Musta oa ja kuskussi salat

koostisained

Tass kuskussi, toores

Umbes kaks tassi kanapuljongit.

Oliivõli

2-3 spl laimimahla

2-3 spl punase veini äädikat

Köömned

2 rohelist sibulat, hakitud

1 punane paprika hakitud

Koriander, värskelt hakitud

Tass külmutatud maisiterad

Kaks purki musti ube

soola ja pipart maitse järgi

meetod

Kuumuta kanapuljong keemiseni ja seejärel lisa kuskuss ning keeda pannil kaanega ja tõsta kõrvale. Nüüd sega kokku oliiviõli, sidrunimahl, äädikas ja köömned, seejärel lisa sibul, pipar, koriander, mais, oad ja kiht. Sel hetkel sega kõik koostisosad läbi ja lase siis enne serveerimist paar tundi jahtuda.

Nautige!!

Kreeka kana Kreeka salat

koostisained

2 tassi kana, keedetud

1/2 tassi porgandit, viilutatud

1/2 tassi kurki

Umbes tassitäie hakitud musti oliive

Umbes tassitäis fetajuustu, riivitud või murendatud

itaalia salatikaste

meetod

Võtke suur kauss, võtke keedetud kana, porgand, kurk, oliivid ja juust ning segage hästi. Nüüd lisa salatikaste ja sega uuesti korralikult läbi. Nüüd pane kauss kaanega külmkappi. Serveeri külmalt.

Nautige!!

uhke kanasalat

koostisained

½ tassi majoneesi

2 spl. Õunasiidri äädikas

1 hakitud küüslauk

1 tl. Värske till, peeneks hakitud

1 nael keedetud kondita ja nahata kanarind

½ tassi fetajuustu, riivitud

1 punane paprika

meetod

Majonees, äädikas, küüslauk ja till tuleb korralikult läbi segada ning külmikusse jääda vähemalt 6-7 tundi või üleöö. Nüüd on kana, paprika ja juust segatud ning seejärel lase paar tundi jahtuda ning serveeri siis tervisliku ja maitsva salati retsepti.

Nautige!!

Puuviljane karri-kanasalat

koostisained

4-5 kanarinda, keedetud

Selleri vars, tükeldatud

Rohelised sibulad

Umbes tassitäis kuldseid rosinaid

Õun, kooritud ja viilutatud

pekanipähklid, röstitud

Roheline viinamari, seemneteta ja pooleks lõigatud

karri pulber

Tass madala rasvasisaldusega majoneesi

meetod

Võtke suur kauss ja võtke kõik koostisosad, nagu seller, sibul, rosinad, viilutatud õunad, röstitud kreeka pähklid, karristatud rohelised seemneteta viinamarjad ja majonees, ning segage hästi. Kui need on hästi segunenud, lase neil paar minutit puhata ja serveeri siis maitsvat ja tervislikku kanasalatit.

Nautige!!

Imeline karri-kanasalat

koostisained

Umbes 4-5 kondita, nahata kanarinda, pooleks lõigatud

tass majoneesi

Umbes tassitäie chutneyt

teelusikatäis. karri pulber

Umbes teelusikatäis. piprast

Pekanipähklid, umbes tass, hakitud

1 tass viinamarju, seemnetega ja poolitatud

1/2 tassi sibulat, peeneks hakitud

meetod

Võta suur pann, küpseta kanarinda umbes 10 minutit ja kui need on küpsed, lõika need kahvli abil tükkideks. Seejärel nõrutage need ja laske jahtuda. Nüüd võtke teine kauss ja lisage majonees, kuum kaste, karripulber ja pipar ning seejärel segage need omavahel. Seejärel sega segusse keedetud ja tükeldatud kanarinnad ning seejärel lisa kreeka pähklid, karripulber ja pipar. Enne serveerimist pane salat mõneks tunniks külmkappi. See salat on suurepärane võimalus burgerite ja võileibade jaoks.

Nautige!

Vürtsikas porgandisalat

koostisained

2 porgandit, hakitud

1 hakitud küüslauk

Umbes tass vett 2-3 spl. Sidrunimahl

Oliiviõli

Soola maitse järgi

pipar maitse järgi

tšilli tükid

Petersell, värske ja hakitud

meetod

Viige porgandid mikrolaineahju ja küpsetage neid mõni minut hakitud küüslaugu ja veega. Eemaldage see mikrolaineahjust, kui porgand on küpsenud ja pehme. Seejärel kurna porgandid ja tõsta kõrvale. Nüüd lisatakse porgandikaussi sidrunimahl, oliiviõli, piprahelbed, sool ja petersell ning segatakse korralikult läbi. Lase paar tundi jahtuda ja siis on maitsev vürtsikas salat serveerimiseks valmis.

Nautige!!

Aasia õunasalat

koostisained

2-3 tl Riisiäädikas 2-3 spl. laimi mahl

Soola maitse järgi

suhkur

1 tl. Kalakaste

1 julienne jicama

1 õun, tükeldatud

2 kevadist sibulat, peeneks hakitud

piparmünt

meetod

Riisiäädikas, sool, suhkur, laimimahl ja kalakaste tuleks keskmises kausis korralikult läbi segada. Kui see on hästi segunenud, lisa kaussi koos tükeldatud õuntega julienne'i tükeldatud jicamas ja sega korralikult läbi. Seejärel lisa ja sega šalottsibula karbonaad ja piparmünt. Enne salati võileiva või burgeriga serveerimist laske sellel veidi jahtuda.

Nautige!!

Kõrvitsa ja odra salat

koostisained

1 suvikõrvits

2 šalottsibulat, hakitud

1 kollane kõrvits

Oliiviõli

Purk keedetud keedetud otra

tilli

Petersell

½ tassi kitsejuustu, riivitud

Pipar ja sool maitse järgi

meetod

Kabatšokid, hakitud šalottsibul koos kollase kõrvitsaga tuleks oliiviõlis keskmisel kuumusel pruunistada. Neid tuleks küpsetada paar minutit, kuni need on pehmed. Nüüd tõsta need kaussi ja lisa keedetud oder, petersell, hakitud kitsejuust, till, sool ja pipar ning sega uuesti läbi. Enne roa serveerimist lase salatil paar tundi jahtuda.

Nautige!!

salat kressiga

koostisained

1 arbuus, kuubikuteks lõigatud

2 virsikut, viiludeks lõigatud

1 hunnik kressi

Oliiviõli

½ tassi sidrunimahla

Soola maitse järgi

pipar maitse järgi

meetod

Arbuusikuubikud ja virsikuviilud segatakse keskmises kausis kressiga, seejärel piserdatakse üle oliiviõli ja laimimahlaga. Seejärel maitsesta need oma maitse järgi ja vajadusel lisa maitse järgi soola ja pipart. Kui kõik koostisosad on hästi segunenud ja hästi segunenud, tõsta kõrvale või võid ka paar tundi külmikus hoida ja siis on rikkalik, kuid tervislik puuviljasalat serveerimiseks valmis.

Nautige!!

Caesari salat

koostisained

3 küüslauguküünt, hakitud

3 anšoovist

½ tassi sidrunimahla

1 tl. Inglise kaste

Oliiviõli

munakollane

1 pea rooma salat

½ tassi Parmesani juustu, riivitud

röstsai

meetod

Blenderda hakitud küüslauguküüned anšooviste ja sidrunimahlaga, lisa Worcestershire'i kaste, sool, pipar ja munakollane ning blenderda uuesti ühtlaseks massiks. See segu valmistatakse mikseri abil madalal kiirusel, nüüd lisatakse vähehaaval ja vähehaaval oliiviõli ja seejärel rooma salat. Seejärel tuleks segu mõneks ajaks kõrvale panna. Serveeri salat parmesani juustu ja krutoonidega.

Nautige!!

Kana ja mango salat

koostisained

2 kondita kanarinda, tükkideks lõigatud

köögiviljade segu

2 mangot, tükeldatud

¼ tassi sidrunimahla

1 tl. riivitud ingver

2 teelusikatäit mett

Oliiviõli

meetod

Sidrunimahl ja mesi tuleks kausis läbi kloppida ning seejärel lisada riivitud ingver ja ka oliiviõli. Pärast koostisosade segamist kausis asetage see kõrvale. Seejärel grillitakse ja lastakse kana jahtuda ning pärast jahtumist lõigatakse kana kergesti näksitavateks kuubikuteks. Seejärel tõsta kana kaussi ja sega hästi köögiviljade ja mangodega. Pärast kõigi koostisosade segamist laske sellel jahtuda ja serveerige maitsvat ja huvitavat salatit.

Nautige!!

Apelsini salat mozzarellaga

koostisained

2-3 apelsini, viilutatud

Mozzarella juust

värsked basiilikulehed, hakitud

Oliiviõli

Soola maitse järgi

pipar maitse järgi

meetod

Mozzarella ja apelsini viilud segatakse kokku, hakitud värske basiiliku lehed. Pärast nende korralikku segamist nirista segule oliiviõli ja maitsesta. Seejärel lisa vajadusel maitse järgi soola ja pipart. Enne salati serveerimist lase paar tundi jahtuda, sest nii saad salatile õiged maitsed.

Nautige!!

Kolme oa salat

koostisained

1/2 tassi siidri äädikat

umbes tassi suhkrut

Tass taimeõli

Soola maitse järgi

½ tassi rohelisi ube

½ tassi vahaube

½ tassi pintoube

2 punast sibulat, peeneks hakitud

soola ja pipart maitse järgi

peterselli lehed

meetod

Pane õunaäädikas koos taimeõli, suhkru ja soolaga kastrulisse ja kuumuta keemiseni, seejärel lisa oad koos viilutatud punase sibulaga ja lase vähemalt tund aega marineerida. Tunni aja pärast maitsesta soolaga, vajadusel maitsesta soola ja pipraga, seejärel serveeri värske peterselliga.

Nautige!!

Tofu ja miso salat

koostisained

1 tl. Ingver, peeneks hakitud

3-4 supilusikatäit misot

vesi

1 supilusikatäis. riisiäädikas

1 tl. Sojakaste

1 tl. tšilli pasta

1/2 tassi maapähkliõli

1 beebispinat, tükeldatud

½ tassi tofut, lõigatud tükkideks

meetod

Hakitud ingver on pekstud miso, vee, riisiäädika, sojakastme ja tšillipastaga. Niisiis, see segu tuleb segada poole tassi maapähkliõliga. Kui see on hästi segunenud, lisa kuubikuteks lõigatud tofu ja hakitud spinat. Jahuta ja serveeri.

Nautige!!

Jaapani redis salat

koostisained

1 arbuus, viilutatud

1 redis, viilutatud

1 šalottsibul

1 beebiroheline tekk

Pildiotsija

1 tl. Riisi äädikas

1 tl. Sojakaste

1 tl. riivitud ingver

soola

seesamiõli

Taimeõli

meetod

Võtke arbuus, redis murulaugu ja rohelistega kaussi ja asetage kõrvale. Nüüd võta teine anum, lisa mirin, äädikas, sool, riivitud ingver, sojakaste seesamiõli ja taimeõliga ning seejärel sega korralikult läbi. Kui kausis olevad koostisosad on hästi segunenud, määri see segu arbuusi- ja redisekausile. Siis on huvitav, kuid väga maitsev salat serveerimiseks valmis.

Nautige!!

edela salat

koostisained

1 tass majoneesi

1 tass petipiima

1 tl. Soe Worcestershire'i kaste

1 tl. koriander

3 kevadsibulat

1 supilusikatäis. apelsinikoor

1 hakitud küüslauk

1 pea rooma salat

1 avokaado, tükeldatud

jicama

½ tassi vürtsikat juustu, riivitud või purustatud

2 apelsini, viiludeks lõigatud

Soola maitse järgi

meetod

Majonees ja pett on segatud sooja Worcestershire'i kastme, šalottsibula, apelsinikoore, koriandri, hakitud küüslaugu ja soolaga. Nüüd võta teine kauss ja sega rooma salat, avokaadod ja jicamad apelsinide ja riivjuustuga. Nüüd vala petipiimapüree apelsinide kaussi ja tõsta enne serveerimist kõrvale, et salatist õige maitse välja tuleks.

Nautige!!

Caprese salat pastaga

koostisained

1 pakk Fusilli

1 tass mozzarellat, kuubikuteks lõigatud

2 tomatit, seemnetest puhastatud ja tükeldatud

värsked basiiliku lehed

¼ tassi piiniaseemneid, röstitud

1 hakitud küüslauk

soola ja pipart maitse järgi

meetod

Fusilli tuleks küpsetada vastavalt juhistele, seejärel panna kõrvale jahtuma. Pärast jahtumist sega see mozzarella, tomatite, röstitud seedermänniseemnete, hakitud küüslaugu ja basiilikulehtedega ning maitsesta, vajadusel lisa soola ja pipart vastavalt oma maitsele. Pange kogu salatisegu kõrvale jahtuma ja serveerige seda koos võileibade või burgerite või mõne muu toiduga.

Nautige!!

Suitsuforelli salat

koostisained

2 spl. Õunasiidri äädikas

Oliiviõli

2 šalottsibulat, hakitud

1 tl. mädarõigas

1 tl. dijoni sinep

1 tl. Kallis

soola ja pipart maitse järgi

1 purk suitsuforelli, helvestena

2 õuna, viilutatud

2 peeti, viilutatud

Rukola salat

meetod

Võtke suur kauss ja lisage suitsutatud forellihelbed koos julieneeritud õunte, peedi ja rukolaga, seejärel asetage kauss kõrvale. Nüüd võtke teine kauss ja segage kokku õunaäädikas, oliiviõli, mädarõigas, hakitud šalottsibul, mesi ja Dijoni sinep ning seejärel maitsestage segu oma maitse järgi ning lisage vajadusel soola ja pipart vastavalt oma maitsele. Nüüd võta see segu ja kalla see kausile julieneeritud õuntega ning sega enne salati serveerimist korralikult läbi.

Nautige!!

Munasalat ubadega

koostisained

1 tass rohelisi ube, blanšeeritud

2 redist, viilutatud

2 muna

Oliiviõli

soola ja pipart maitse järgi

meetod

Munad keedetakse esmalt mangoldiga, seejärel segatakse blanšeeritud roheliste ubade ja hakitud redisega. Sega korralikult läbi, nirista peale oliiviõli ning lisa maitse järgi soola ja pipart. Kui kõik koostisosad on hästi segunenud, tõsta need kõrvale ja lase jahtuda. Kui segu on jahtunud, on salat serveerimiseks valmis.

Nautige!!

ambrosia salat

koostisained

1 tass kookospiima

2-3 viilu apelsinikoort

Paar tilka vaniljeessentsi

1 tass viinamarju, viilutatud

2 mandariini, viilutatud

2 õuna, viilutatud

1 riivitud ja röstitud kookospähkel

10-12 pähklit, purustatud

meetod

Võtke keskmine kauss ja segage kookospiim, apelsinikoor vaniljeessentsiga. Kui see on hästi segunenud, lisa tükeldatud mandariin koos hakitud õunte ja viinamarjadega. Pärast kõigi koostisosade korralikku segamist asetage see enne maitsva salati serveerimist tunniks-paariks külmkappi. Kui salat on jahtunud, serveeri salatit võileiva või burgeriga.

Nautige!!

viilu salat

koostisained

tass majoneesi

tass sinihallitusjuustu

1/2 tassi petipiima

šalottsibul

Sidruni koor

Inglise kaste

värskeid peterselli lehti

jäämäe kiilud

1 muna, keedetud

1 tass purustatud peekonit

soola ja pipart maitse järgi

meetod

Püreesta majonees gorgonzola, peti, šalottsibula, kastme, sidrunikoore ja peterselliga. Peale püree valmistamist maitsesta see maitse järgi ning vajadusel lisa maitse järgi soola ja pipart. Nüüd võta teine kauss ja viska jäämäe viilud kaussi koos mimoosimunaga, nii et mimoosimuna määrib kõvaks keedetud munad läbi sõela. Nüüd vala majoneesipüree viilude ja mimoosi kausile ning sega korralikult läbi. Salatit serveeritakse peale määrides värsket peekonit.

Nautige!!

Hispaania Pepperoni salat

koostisained

3 kevadsibulat

4-5 oliivi

2 pipart

2 spl. Sherry äädikas

1 pea paprika, suitsutatud

1 pea rooma salat

1 peotäis mandleid

Küüslauguküüs

Leiva viilud

meetod

Šalottsibul tuleks grillida ja seejärel tükkideks lõigata. Nüüd võta teine kauss ja pane sinna paprikad ja oliivid koos mandlite, suitsupaprika, äädika, rooma salati ning röstitud ja tükeldatud šalottsibulaga. Sega koostisained kausis korralikult läbi ja jäta reservi. Sel hetkel grillitakse saiaviilud ja grillimisel hõõrutakse viiludele küüslauguküüned ning seejärel valatakse röstitud saiadele piprasegu.

Nautige!!

mimoosi salat

koostisained

2 muna, kõvaks keedetud

½ tassi võid

1 pea salatit

Äädikas

Oliivõli

maitsetaimed, hakitud

meetod

Võtke keskmine kauss ja segage salat, või äädika, oliivõli ja hakitud ürtidega. Pärast kausis olevate koostisosade segamist pange see mõneks ajaks kõrvale. Vahepeal valmistage mimoos. Mimoosi valmistamiseks tuleb esmalt kõvaks keedetud munad koorida ja seejärel sõela abil kõvaks keedetud munad kurnata ja nii ongi mimoosimuna valmis. Nüüd tuleb see munamimoos salatikaussi peale valada, enne kui serveerida maitsvat mimoosalatit.

Nautige!!

Klassikaline Waldorfi salat

koostisained

1/2 tassi majoneesi

2-3 spl hapukoort

2 kevadist sibulat

2-3 supilusikatäit peterselli

1 sidruni koor ja mahl

suhkur

2 õuna, tükeldatud

1 sellerivars, tükeldatud

kreeka pähklid

meetod

Võtke kauss ja seejärel vahustage majonees, hapukoor murulaugu, sidrunikoore ja -mahla, peterselli, pipra ja suhkruga. Kui kausis olevad koostisosad on hästi segunenud, tõsta need kõrvale. Nüüd võta teine kauss ja lisa õunad, hakitud seller ja kreeka pähklid. Nüüd võta majoneesisegu ja maitsesta see õunte ja selleriga. Sega kõik ained korralikult läbi, lase kausis veidi puhata ja serveeri siis salatit.

Nautige!!

hernesalat

koostisained

laimi mahl

1 hakitud küüslauk

1 tl. jahvatatud köömned

soola

koriander

Oliivióli

1 tass mustsilmsed herned

1 jalapeño, tükeldatud või püreestatud

2 tomatit, tükeldatud

2 punast sibulat, peeneks hakitud

2 avokaadot

meetod

Sidrunimahl segatakse küüslaugu, köömnete, koriandri, soola ja oliiviõliga. Kui kõik need koostisosad on hästi segunenud, maitsesta segu purustatud jalapeñode, mustasilmsete ubade, avokaadode ja peeneks hakitud punase sibulaga. Kui kõik koostisosad on hästi segunenud, lase salatil paar minutit puhata ja serveeri.

Nautige!!

Kanasalat singiga

koostisained

1 1-unts viil juuretisega leiba, lõigatud 1/2-tollisteks kuubikuteks

toiduvalmistamise pihusti

1/4 tl kuivatatud basiilikut

1 näputäis küüslaugupulbrit

1 ½ supilusikatäit ekstra neitsioliiviõli, jagatud

1 unts väga õhukeseks viilutatud sinki, hakitud

1 supilusikatäis. värske sidrunimahl

1/8 tl soola

1,5 untsi beebi rukola pakid

3/4 untsi Asiago juustu, hakitud ja jagatud, umbes 1/3 tassi

3 untsi tükeldatud kondita ja nahata kanarinda

1/2 tassi kirsstomateid, poolitatud

meetod

Hoidke ahju eelkuumutatud temperatuurini 425 kraadi F.

Määrige küpsetusplaat kergelt küpsetuspritsiga ja asetage saiakuubikud ühe kihina. Puista sisse küüslaugupulber ja lisa basiilik ning sega korralikult läbi. Asetage eelsoojendatud ahju ja küpsetage 10 minutit või kuni leib on krõbe. Nirista suurele mittenakkuvale pannile õli ja pruunista sink krõbedaks.

Eemalda pannilt ja nõruta. Sega kausis ülejäänud õli, sidrunimahl ja sool. Pange suurde kaussi rukola, pool juustust ja mahl, segage ja segage hästi. Vahetult enne serveerimist kaunista salat kana, krõbeda singi, tomatite, ülejäänud juustu ja krutoonidega, sega läbi ja serveeri.

Nautige!

Maitsev rukola salat krevettidega

koostisained

2 tassi rukolat lahtiselt

1/2 tassi julieneeritud punast paprikat

1/4 tassi porgandit, julieneeritud

1 1/2 supilusikatäit ekstra neitsioliiviõli, jagatud

1 tl. hakitud värske rosmariin

1/4 tl hakitud kuuma pipart

1 küüslauguküüs, õhukeseks viilutatud

8 suurt krevetti, kooritud ja puhastatud

1 1/2 spl valget palsamiäädikat

meetod

Sega suures kausis kokku rukola, punane paprika ja porgand.

Suurele pannile lisage umbes 1 spl. õli ja kuumuta keskmisel

kuumusel. Asetage pipar, küüslauk ja rosmariin pannile ning

küpseta, kuni küüslauk pehmeneb. Lisa krevetid ja tõsta

kuumust. Küpseta, kuni krevetid on läbi küpsenud. Pane

krevetid kaussi. Lisa pannile ülejäänud õli ja äädikas ning

kuumuta kuumaks. Vala see segu rukolasegule ja sega, kuni

kaste katab köögiviljad. Kaunista krevetisalat ja serveeri kohe.

Nautige!

Kreveti salat

koostisained

Keskele lõigatud 2 peekoni viilu

1/2 naela suuri krevette, kooritud ja puhastatud

1/4 tl paprikat

1/8 tl musta pipart

toiduvalmistamise pihusti

1/8 tl soola, eraldi

1 1/4 supilusikatäit värsket sidrunimahla

3/4 supilusikatäit ekstra neitsioliiviõli

1/4 tl tervet Dijoni sinepit

1/2 10-untsi pakend rooma salat

1 tass kirsstomateid, neljaks lõigatud

1/2 tassi hakitud porgandit

1/2 tassi külmutatud terve maisi, sulatatud

1/2 küpsest avokaadost kooritud, lõigatud 4 viilu

meetod

Pruunista peekon pannil krõbedaks. Lõika pikuti. Puhastage pann ja piserdage seda küpsetuspritsiga. Pane pann uuesti tulele ja kuumuta keskmisel kuumusel. Maitsesta krevetid vähese pipra ja paprikaga. Lisa krevetid pannile ja küpseta kuni valmis. Puista peale soola ja sega korralikult läbi. Segage väikeses kausis sidrunimahl, õli, sool ja sinep. Kombineeri kausis salat, krevetid, tomatid, porgand, mais, avokaado ja peekon ning sega kastmega. Sega korralikult läbi ja serveeri kohe.

Nautige!

Meloni ja singi salat

koostisained

1 1/2 tassi mesikaste, 1/2-tolline kuubikuteks

1 1/2 tassi, cantaloupe lõigatud 1/2-tollisteks kuubikuteks

1 supilusikatäis. õhukeseks viilutatud värske piparmünt

1/2 tl värsket sidrunimahla

1/8 tl värskelt jahvatatud musta pipart

1 unts õhukesteks viiludeks lõigatud sinki, lõigatud õhukesteks ribadeks

1/4 tassi, 2 untsi värskeid Parmigiano-Reggiano helbeid

Jahvatatud must pipar, valikuline

piparmündioksad, valikuline

meetod

Kombineerige kõik koostisosad suures kausis ja segage hästi, kuni see on hästi kaetud. Serveeri vähese pipra ja piparmündioksadega. Serveeri kohe.

Nautige!

Maisi ja valge oa salat

koostisained

1 endiivia pea, pikuti neljaks lõigatud ja loputatud

toiduvalmistamise pihusti

1 unts peekonit, tükeldatud

1/2 keskmist suvikõrvitsat, neljaks lõigatud ja julieneeritud

1/2 küüslauguküünt, hakitud

1/2 tassi värskeid maisiterad

1/4 tassi hakitud värsket lamedate lehtedega peterselli

1/2 15-untsi purki siniseid ube, loputatud ja nõrutatud

1 supilusikatäis. punase veini äädikas

1/2 tl ekstra neitsioliiviõli

1/4 tl musta pipart

meetod

Küpseta endiiviat suurel pannil keskmisel kuumusel 3 minutit või seni, kuni see hakkab servadest närbuma. Puhastage pann ja katke see vähese küpsetuspritsiga. Kuumuta keskmisel-kõrgel tulel ning lisa peekon, suvikõrvits ja küüslauk ning prae pehmeks. Lisa mais ja küpseta veel minut. Kombineerige maisisegu ja endiivia suures kausis. Lisa petersell ja äädikas ning sega korralikult läbi. Lisage teised koostisosad ja segage hästi. Serveeri.

Nautige!

Tai stiilis krevetisalat

koostisained

2 untsi toores linguine

6 untsi kooritud ja minestatud keskmised krevetid

1/4 tassi värsket sidrunimahla

1/2 supilusikatäit suhkrut

1/2 supilusikatäit Sriracha, kuum kaste, näiteks Huy Fong

1/2 tl kalakastet

2 tassi rebitud rooma salatit

3/4 tassi punast sibulat, vertikaalselt viilutatud

1/8 tassi porgandit, julieneeritud

1/4 tassi hakitud värskeid piparmündi lehti

1/8 tassi hakitud värsket koriandrit

3 supilusikatäit tükeldatud kuivalt röstitud india pähkleid, soolamata

meetod

Valmista pasta vastavalt pakendi juhistele. Kui pasta on peaaegu valmis, lisa krevetid ja keeda 3 minutit. Nõruta ja pane kurn. Valage selle peale külm vesi. Sega kausis sidrunimahl, suhkur, Sriracha ja kalakaste. Sega, kuni suhkur lahustub. Lisa kõik koostisosad peale india pähklite. Tulista hästi. Tõsta peale india pähklid ja serveeri kohe.

Nautige!

Maitsev salat vürtsika ananassikastmega

koostisained

1/2 naela kondita ja nahata kanarind

1/2 tl tšillipulbrit

1/4 teelusikatäit soola

toiduvalmistamise pihusti

3/4 tassi 1-tollist kuubikuteks lõigatud värsket ananassi, umbes 8 untsi, jagatud

1 supilusikatäis. hakitud värsket koriandrit

1 supilusikatäis. värske apelsinimahl

2 tl õunasiidri äädikat

1/4 tl hakitud habanero tšiili

1/2 suurt küüslauguküünt

1/8 tassi ekstra neitsioliiviõli

1/2 tassi jicama, kooritud ja julieneeritud

1/3 tassi õhukeselt viilutatud punast paprikat

1/4 tassi õhukeselt viilutatud punast sibulat

1/2 5-untsi pakendit värsket spinatit, umbes 4 tassi

meetod

Klopi kana ühtlaseks vahuks ning puista peale soola ja

tšillipulbrit. Pihustage veidi küpsetusspreid kanale ja asetage

eelsoojendatud grillile ning küpseta, kuni kana on valmis.

Seisa kõrvale. Pane pool ananassist, apelsinimahlast,

koriandrist, habanerost, küüslaugust ja äädikast blenderisse ning sega ühtlaseks massiks. Valage aeglaselt oliiviõli ja jätkake segamist, kuni see on segunenud ja paksenenud. Sega suures kausis kokku teised koostisained. Lisa kana ja sega korralikult läbi. Vala peale kaste ja sega, kuni kõik koostisosad on kastmega korralikult kaetud. Serveeri kohe.

Nautige!

Grillitud kana ja rukola salat

koostisained

8,6 untsi kondita, nahata kana rinnapoolikud

1/2 teelusikatäit soola

1/2 tl musta pipart

toiduvalmistamise pihusti

10 tassi rukolat

2 tassi mitmevärvilisi kirsstomateid, poolitatud

1/2 tassi õhukeselt viilutatud punast sibulat

1/2 tassi oliiviõli ja äädika salatikastet, jagatud

20 kivideta kalamata oliivi, tükeldatud

1 tass murendatud kitsejuustu

meetod

Maitsesta kanarind soola ja pipraga. Pihustage küpsetusplaadile veidi keedupritsi ja kuumutage keskmiselkõrgel kuumusel. Asetage kana pannile ja küpseta, kuni see on valmis. Seisa kõrvale. Sega kausis tomatid, rukola, sibul, oliivid ja 6 spl. pane riidesse. Pintselda ülejäänud kaste kana peale ja lõika viiludeks. Sega kana ja tomat, rukola ja sega korralikult läbi. Serveeri kohe.

Nautige!

Pasta salat kastme ja murulauguga

koostisained

2 tassi toorest conchiglie pastat

2 tassi külmutatud herneid

1/2 tassi orgaanilist rapsiseemnemajoneesi

1/2 tassi rasvavaba petipiima

2 spl. hakitud värsket murulauku

2 tl hakitud värsket tüümiani

1 tl. soola

1 tl. värskelt jahvatatud musta pipart

4 küüslauguküünt, hakitud

4 tassi lahtiselt pakitud rukolat

2 tl oliiviõli

4 untsi peeneks hakitud sinki, umbes 1/2 tassi

meetod

Valmista pasta vastavalt tootja juhistele. Kui pasta on peaaegu

valmis, lisa herned ja keeda 2 minutit. Nõruta ja leota külmas

vees. Nõruta uuesti. Segage kausis majonees, petipiim,

talisibul, tüümian, sool, pipar ja küüslauk ning segage hästi.

Lisa pasta, herned ja rukola ning sega korralikult läbi.

Pruunista sink pannil keskmisel-kõrgel kuumusel krõbedaks.

Puista salatile ja serveeri.

Nautige!

söe tomativinegretiga

koostisained

8,6 untsi arktilise söe filee

1 1/2 teelusikatäit soola, eraldi

1 tl. must pipar, jagatud

toiduvalmistamise pihusti

8 tl palsamiäädikat

4 spl ekstra neitsioliiviõli

4 tl hakitud šalottsibulat

2 pinti poolitatud kirsstomateid

10 tassi lahtist lahtist rukolat

4 spl piiniaseemneid, röstitud

meetod

Maitsesta arktilised söefileed vähese soola ja pipraga. Küpseta neid pannil mõlemalt poolt umbes 4 minutit. Eemalda fileed pannilt ja kata paberrätikuga. Puhastage pann mahladest.

Valage äädikas väikesesse kaussi. Valage aeglaselt õli ja segage kuni paksenemiseni. Lisa šalottsibul ja sega korralikult läbi. Lisa pannile tomatid, sool ja pipar ning kuumuta kõrgel kuumusel ja küpseta, kuni tomatid pehmenevad. Lisa kaste ja sega korralikult läbi. Vahetult enne serveerimist aseta taldrikule rukola voodi, aseta arktiline söe ja vala iga filee peale tomatikastmega. Kaunista mõne pähkliga ja serveeri

kohe.

Nautige!

Maitsev krabisalat

koostisained

2 spl. riivitud sidrunikoor

10 spl värsket sidrunimahla, jagatud

2 spl. ekstra neitsioliiviõli

2 teelusikatäit mett

1 tl. dijoni sinep

1/2 teelusikatäit soola

1/4 tl värskelt jahvatatud musta pipart

2 tassi värsket maisituuma, umbes 2 kõrva

1/2 tassi õhukeselt viilutatud basiilikulehti

1/2 tassi hakitud punast paprikat

4 spl peeneks hakitud punast sibulat

2 naela krabiliha, koor eemaldatud

16 1/4 tolli paksust viilu tomati küpset veiseliha steiki

4 tassi kirsstomateid, poolitatud

meetod

Sega suures kausis kokku koor, 6 spl. sidrunimahl, oliiviõli, mesi, sinep, sool ja pipar. Eemaldage umbes 3 spl. sellest segust ja reservist. Lisa ülejäänud 6 supilusikatäit.

sidrunimahl, mais, basiilik, punane paprika, punane sibul ja krabiliha segatakse ülejäänud mahlaga ja segatakse hästi. Lisa kirsstomatid ja kirsstomatid ning sega korralikult läbi.

Vahetult enne serveerimist vala peale allesjäänud mahl ja serveeri kohe.

Nautige!

Kana ja odra salat

koostisained

1 tass toores otra

1/2 tl riivitud sidrunikoort

6 spl värsket sidrunimahla

2 spl. ekstra neitsioliiviõli

1 tl. koššersool

1 tl. purustatud küüslauk

1/2 teelusikatäit mett

1/4 tl värskelt jahvatatud musta pipart

2 tassi kondita, nahata kanarinda, tükeldatud

1 tass kuubikuteks lõigatud inglise kurki

1 tass punast paprikat

2/3 tassi õhukeselt viilutatud rohelist sibulat

2 spl. hakitud värsket tilli

1 tass murendatud kitsejuustu

meetod

Valmistage oder vastavalt tootja juhistele. Nõruta ja leota külmas vees, nõruta uuesti ja pane suurde kaussi. Sega kausis sidrunikoor, sidrunimahl, õli, koššer, küüslauk, mesi ja pipar. Vahusta kokku kuni segunemiseni. Valage see segu valmistatud pastale ja segage hästi. Sega kana, kurk, punane paprika, roheline sibul ja till. Tulista hästi. Tõsta peale juust ja serveeri kohe.

Nautige!

Hiidlest ja virsiku salat

koostisained

6 spl ekstra neitsioliiviõli, jagatud

8 6-untsi hiidlesta fileed

1 tl. koššersool, jagatud

1 tl. värskelt jahvatatud must pipar, jagatud

4 spl hakitud värsket piparmünti

4 spl värsket sidrunimahla

2 tl vahtrasiirupit

12 tassi beebispinati lehti

4 keskmist virsikut, poolitatud ja viilutatud

1 inglise kurk, poolitatud pikuti ja viilutatud

1/2 tassi röstitud viilutatud mandleid

meetod

Puista hiidlesta filee veidi soola ja pipraga. Aseta kala kuumale pannile ja küpseta mõlemalt poolt 6 minutit või kuni kala kahvliga lõigates kergelt helbeks läheb. Segage suures kausis sool, pipar, õli, sidrunimahl, piparmünt ja vahtrasiirup ning segage kuni segunemiseni. Lisa spinat, virsikud ja kurk ning sega hästi. Serveerimiseks serveeri praad salatipeenral ja kaunista mõne mandliga.

Nautige!

Peedi ja juustu salat

koostisained

2 tassi hakitud värskeid piparmündi lehti

2/3 tassi vertikaalselt õhukeselt viilutatud punast sibulat

2,6 untsi lehtkapsast

1/2 tassi madala rasvasisaldusega 2% kreeka jogurtit

4 spl rasvavaba petipiima

4 tl valge veini äädikat

3 tl ekstra neitsioliiviõli

1/2 tl koššersoola

1/2 tl värskelt jahvatatud musta pipart

8 suurt kõvaks keedetud muna, pikuti neljaks lõigatud

2,8-untsine pakend aurutatud, kooritud peet, neljaks lõigatud

1 tass jämedalt hakitud kreeka pähkleid

4 untsi sinihallitusjuustu, purustatud

meetod

Sega suures kausis kokku sibul, lehtkapsas, munad, peet ja piparmünt. Teises kausis segage kreeka jogurt, pett, äädikas, õli, sool ja pipar. Segage, kuni kõik koostisosad on hästi segunenud. Vahetult enne serveerimist vala kaste salatile ning serveeri kreeka pähklite ja juustuga.

itaalia roheline salat

koostisained

4 tassi rooma salatit, hakitud, pestud ja kuivatatud

2 tassi rebitud eskarooli

2 tassi radicchiot katki

2 tassi hakitud punast salatit

1/2 tassi hakitud rohelist sibulat

1 punane paprika, lõigatud rõngasteks

1 roheline paprika, lõigatud rõngasteks

24 kirsstomatit

1/2 tassi viinamarjaseemneõli

1/4 tassi hakitud värsket basiilikut

1/2 klaasi palsamiäädikat

1/4 tassi sidrunimahla

soola ja pipart maitse järgi

meetod

Salati jaoks: Sega kausis rooma salat, endiivia, punane salat, radicchio, šalottsibul, kirsstomatid, roheline ja punane pipar.

Kastmeks: Sega väikeses kausis basiilik, palsamiäädikas, viinamarjaseemneõli, sidrunimahl ja sega korralikult läbi.

Maitsesta soola ja pipraga.

Vahetult enne serveerimist vala kaste salatile ja sega korralikult läbi. Serveeri kohe.

Nautige!

Brokkoli jõhvikasalat

koostisained

1/4 tassi palsamiäädikat

2 tl Dijoni sinepit

2 tl vahtrasiirupit

2 küüslauguküünt, hakitud

1 tl. riivitud sidrunikoor

soola ja pipart maitse järgi

1 tass rapsiõli

2,16 untsi pakid brokkoli-kapsasalati segu

1 tass kuivatatud jõhvikaid

1/2 tassi hakitud rohelist sibulat

1/2 tassi hakitud pekanipähklit

meetod

Valage äädikas keskmisesse kaussi. Lisa Dijoni sinep, küüslauk, sidrunikoor ja vahtrasiirup. Klopi korralikult läbi ja lisa vähehaaval õli ning sega ühtlaseks. Lisa suurde kaussi brokolisalv, roheline sibul, kuivatatud jõhvikad ja sibul. Vala

kaste salatile ja sega korralikult läbi. Pane külmkappi ja lase

pool tundi jahtuda. Kaunista pähklitega ja serveeri kohe.

Nautige!

Maitsev Marconi salat

koostisained

2 tassi tooreid makarone küünarnukke

1/2 tassi majoneesi

2 spl. destilleeritud valge äädikas

1/3 tassi valget suhkrut

1 supilusikatäis. ja 3/4 tl. valmis kollane sinep

3/4 tl soola

1/4 tl musta pipart

1/2 suurt sibulat, hakitud

1 sellerivars, tükeldatud

1/2 rohelist paprikat, seemnetest puhastatud ja tükeldatud

2 spl. riivitud porgand, valikuline

1 supilusikatäis. hakitud kuum paprika, valikuline

meetod

Valmista makaronid vastavalt tootja juhistele. Nõruta, kasta külma vette ja nõruta uuesti. Kombineerige suures kausis majonees, suhkur, sinep, äädikas, pipar ja sool. Lisage roheline paprika, seller, piment, porgand ja makaronid ning segage hästi. Enne serveerimist jahuta üleöö.

Nautige

Kartuli ja peekoni salat

koostisained

1 kilo puhtaid ja pestud punaseid uusi kartuleid

3 muna

1/2 naela peekonit

1/2 sibulat, peeneks hakitud

1/2 varsseller, peeneks hakitud

1 tass majoneesi

soola ja pipart maitse järgi

meetod

Keeda kartulid keevas vees pehmeks. Nõruta ja lase külmkapis

jahtuda. Keeda kõvaks keedetud munad keevas vees, kasta

külma vette, koori ja tükelda. Pruunista peekon pannil. Nõruta

ja murenda väiksemateks tükkideks. Lõika külmad kartulid

väikesteks tükkideks. Kombineerige kõik koostisosad suures

kausis. Serveeri külmalt.

Nautige!

Salati ja rokforti salat

koostisained

2 salatipead, lõigatud väikesteks tükkideks

6 pirni - kooritud, puhastatud südamikust ja tükeldatud

10 untsi Roqueforti juustu, purustatud

2 avokaadot - kooritud, kivideta ja kuubikuteks lõigatud

1 tass õhukeselt viilutatud rohelist sibulat

1/2 tassi valget suhkrut

1 tass pekanipähklit

2/3 tassi oliiviõli

1/4 tassi ja 2 spl. punase veini äädikas

1 supilusikatäis. Valge suhkur

1 supilusikatäis. valmistatud sinep

2 küüslauguküünt, hakitud

1 tl. soola

Värskelt jahvatatud must pipar maitse järgi

meetod

Lisage pannile 1/2 tassi pähklisuhkrut. Kuumuta keskmisel kuumusel, kuni suhkur lahustub ja pähklid on karamelliseerunud. Vala segu aeglaselt küpsetuspaberile ja jahuta. Lõika tükkideks ja varu. Vala oliiviõli, punase veini äädikas, 1 spl. suhkur, sinep, küüslauk, pipar ja sool köögikombainis ning töötle, kuni kõik koostisosad on segunenud. Lisage suurde salatikaussi kõik järelejäänud koostisosad ja valage kaste. Katmiseks sega korralikult läbi.

Tõsta peale karamelliseeritud kreeka pähklid ja serveeri.

Nautige!

Tuunikalasalat

koostisained

2 7-untsi purki pikkuim-tuuni, nõrutatud ja helvestatud

3/4 tassi majoneesi või salatikastet

2 spl. Parmesan

1/4 tassi ja 2 spl. magus marineeritud kaste

1/4 tl hakitud kuivatatud sibulahelbeid

1/2 tl karripulbrit

2 spl. kuiv petersell

2 tl kuivatatud tilli

2 näputäis küüslaugupulbrit

meetod

Lisage keskmisesse kaussi pikkuim-tuunikala, majonees, parmesani juust, magus hapukurgikaste ja sibulakurgid. Sega hästi. Puista pulbrisse karri, petersell, till ja küüslaugupulber ning sega korralikult läbi. Serveeri kohe.

Nautige!

Pasta salat

koostisained

2 naela conchiglie pasta

1/2 naela Genova salaami, tükeldatud

1/2 naela pipravorsti, tükeldatud

1 nael Asiago juustu, tükeldatud

2 6-untsi purki musti oliive, nõrutatud ja tükeldatud

2 punast paprikat, tükeldatud

2 rohelist paprikat, tükeldatud

6 tomatit, tükeldatud

2,7 untsi segupakid kuiva Itaalia salatikastet

1-1/2 tassi ekstra neitsioliiviõli

1/2 klaasi palsamiäädikat

1/4 tassi kuivatatud oreganot

2 spl. kuiv petersell

2 spl. Riivitud Parmesani juust

Sool ja jahvatatud must pipar maitse järgi

meetod

Keeda pasta vastavalt tootja juhistele. Nõruta ja leota külmas vees. Nõruta uuesti. Lisage pasta, paprika, salaami, mustad oliivid, Asiago juust, tomatid, punane paprika ja roheline paprika suurde kaussi. Sega hästi. Puista peale maitseainesegu ja sega korralikult läbi. Kata läbipaistva kilega ja lase jahtuda.

Kastmeks: vala kaussi oliiviõli, pune, palsamiäädikas, parmesan, petersell, pipar ja sool. Vahusta hästi, kuni segu on ühendatud. Vahetult enne serveerimist vala kaste salatile ja

sega läbi. Serveeri kohe.

Nautige!

Kanasalat seesamipastaga

koostisained

1/2 tassi seesamiseemneid

2,16 untsi kikilipsupastat

1 tass taimeõli

2/3 tassi heledat, lahjat sojakastet

2/3 tassi riisiäädikat

2 tl seesamiõli

1/4 tassi ja 2 spl. Valge suhkur

1 tl. Jahvatatud ingver

1/2 tl musta pipart

6 tassi keedetud ja tükeldatud kanarinda

2/3 tassi hakitud värsket koriandrit

2/3 tassi hakitud rohelist sibulat

meetod

Rösti seesamiseemneid kergelt pannil keskmisel-kõrgel kuumusel, kuni aroom täidab köögi. Seisa kõrvale. Keeda pasta vastavalt tootja juhistele. Nõruta, kasta külma vette, nõruta ja pane kaussi. Segage taimeõli, riisiäädikat, sojakastet, suhkrut, seesamiõli, ingverit, pipart ja seesamiseemneid, kuni kõik koostisosad on segunenud. Valage valmis kaste pastale ja segage hästi, kuni kaste katab pasta. Lisage roheline sibul, koriander ja kana ning segage hästi. Serveeri kohe.

Nautige!

traditsiooniline kartulisalat

koostisained

10 kartulit

6 muna

2 tassi hakitud sellerit

1 tass hakitud sibulat

1 tass magusaid kornišoneid

1/2 tl maitsestatud küüslaugusoola

1/2 tl selleri soola

2 spl. valmistatud sinep

Jahvatatud must pipar maitse järgi

1/2 tassi majoneesi

meetod

Keeda kartulid keevas soolaga maitsestatud vees pehmeks, kuid mitte pudruks. Kurna vesi ja koori kartulid. Lõika hammustussuurusteks tükkideks. Keeda kõvaks keedetud munad ning koori ja tükelda. Sega kõik koostisosad õrnalt suures kausis kokku. Ärge olge liiga ebaviisakas, muidu lõhute kartulid ja munad. Serveeri külmalt.

Nautige!

Quinoa Tabbouleh

koostisained

4 tassi vett

2 tassi kinoad

2 näputäis soola

1/2 tassi oliiviõli

1 tl. meresool

1/2 tassi sidrunimahla

6 tomatit, tükeldatud

2 kurki, kuubikuteks

4 kimp rohelist sibulat, hakitud

4 porgandit, riivitud

2 tassi värsket peterselli, hakitud

meetod

Keeda kastrulis veidi vett. Lisa näputäis soola ja kinoa. Kata kastrul kaanega ja lase vedelikul umbes 15-20 minutit podiseda. Kui see on keedetud, eemaldage see tulelt ja segage kahvliga, et see kiiremini jahtuda. Kuni kinoa jahtub, pane ülejäänud koostisosad suurde kaussi. Lisa jahtunud kinoa ja sega korralikult läbi. Serveeri kohe.

Nautige!

brünett salat

koostisained

2 tassi jogurtit

2 tassi värsket koort

1 tass keedetud makarone

2-3 hakitud tšillit

3 spl hakitud koriandrit

3 tl suhkrut

Soola maitse järgi

meetod

Kombineeri kõik koostisosad suures kausis ja pane üleöö külmkappi. Serveeri külmalt.

Nautige!

Maasika ja feta salat

koostisained

1/2 tassi viilutatud mandleid

1 küüslauguküüs, hakitud

1/2 teelusikatäit mett

1/2 tl Dijoni sinepit

2 spl. vaarika äädikas

1 supilusikatäis. palsamiäädikas

1 supilusikatäis. pruun suhkur

1/2 tassi taimeõli

1/2 peast rooma salatit, rebitud

1 tass värskeid maasikaid, viilutatud

1/2 tassi murendatud fetajuustu

meetod

Rösti mandlid pannil keskmisel kuumusel. Seisa kõrvale. Sega kausis mesi, küüslauk, sinep, kaks äädikat, taimeõli ja pruun suhkur. Sega kõik ained suures salatikausis röstitud mandlitega. Valage kaste vahetult enne serveerimist, raputage korralikult läbi ja serveerige kohe.

Nautige!

Kurgi salat

koostisained

2 suurt kurki, lõigatud 1/2-tollisteks tükkideks

1 tass tervet jogurtit

2 tl tilli, peeneks hakitud

Soola maitse järgi

meetod

Vahusta jogurt ühtlaseks. Lisa kurk, till ja sool ning sega korralikult läbi. Lase üleöö jahtuda ja serveeri tilliga.

Nautige!

Värviline salat

koostisained

2 tassi maisiseemneid, keedetud

1 roheline paprika, tükeldatud

1 punane paprika, tükeldatud

1 kollane paprika, tükeldatud

2 tomatit, seemnetest, kuubikuteks

2 kartulit, keedetud, tükeldatud

1 tass sidrunimahla

2 tl kuivatatud mangopulbrit

Soola maitse järgi

2 spl. koriander, hakitud, kaunistamiseks

meetod

Kombineerige kõik koostisosad, välja arvatud koriander, suures kausis. Maitsesta maitse järgi. Jahuta üleöö. Vahetult enne serveerimist kalla peale koriandrit.

Nautige!

Kikerhernesalat

koostisained

1,15 untsi kikerherneid, nõrutatud

1 kurk pikuti pooleks ja viiludeks

6 kirsstomatit, pooleks lõigatud

1/4 punast sibulat, hakitud

1 küüslauguküüs, hakitud

1/2 15-untsi musti oliive, nõrutatud ja tükeldatud

1/2 untsi purustatud fetajuustu

1/4 tassi Itaalia salatikastet

1/4 sidrunit, pressitud

1/4 tl maitsestatud küüslaugusoola

1/4 tl musta pipart

1 supilusikatäis. kreemi kaunistamiseks

meetod

Kombineeri kõik koostisosad suures kausis ja hoia enne serveerimist vähemalt 3 tundi külmkapis.

Sega omavahel oad, kurgid, tomatid, punane sibul, küüslauk, oliivid, juust, salatikaste, sidrunimahl, küüslauk, sool ja pipar.

Sega läbi ja hoia enne serveerimist 2 tundi külmkapis. Serveeri külmalt. Serveeri koorega kaunistatult.

Nautige!

Vürtsikas avokaado ja kurgi salat

koostisained

4 keskmist kurki, kuubikuteks

4 avokaadot, tükeldatud

1/2 tassi hakitud värsket koriandrit

2 küüslauguküünt, hakitud

1/4 tassi hakitud rohelist sibulat, valikuline

1/2 teelusikatäit soola

must pipar maitse järgi

1/2 suurt sidrunit

2 laimi

meetod

Kombineerige kõik koostisosad, välja arvatud sidrunimahl, suures kausis. Tõsta vähemalt üheks tunniks külmkappi. Vala laimimahl salatile vahetult enne serveerimist ja serveeri kohe.

Nautige!

Basiiliku, feta ja tomati salat

koostisained

12 roma kirsstomatit, tükeldatud

2 väikest kurki, kooritud, pikuti neljaks lõigatud ja tükeldatud

6 rohelist sibulat, hakitud

1/2 tassi värskeid basiiliku lehti, lõigatud õhukesteks ribadeks

1/4 tassi ja 2 spl. oliiviõli

1/4 tassi palsamiäädikat

1/4 tassi ja 2 spl. murenenud feta

soola ja värskelt jahvatatud musta pipart maitse järgi

meetod

Kombineeri kõik koostisosad suures salatikausis. Maitsesta maitse järgi ja serveeri kohe.

Nautige!

Pasta ja spinati salat

koostisained

1/2 12-untsi paki farfalle pasta

5 untsi beebispinatit, loputatud ja väikesteks tükkideks lõigatud

1 unts murendatud fetajuustu basiiliku ja tomatiga

1/2 punast sibulat, hakitud

1/2 15-untsi musti oliive, nõrutatud ja tükeldatud

1/2 tassi Itaalia salatikastet

2 küüslauguküünt, hakitud

1/2 sidrunit, pressitud

1/4 tl maitsestatud küüslaugusoola

1/4 tl musta pipart

meetod

Valmista pasta vastavalt tootja juhistele. Nõruta ja leota külmas vees. Nõruta uuesti ja pane suurde kaussi. Lisa spinat, juust, oliivid ja punane sibul. Sega teises kausis salatikaste, sidrunimahl, küüslauk, pipar ja küüslaugusool. Vahusta kuni segunemiseni. Vala salatile ja serveeri kohe.

Nautige!

Kuivatatud tomati oder ja basiilik

koostisained

1 tass toores odrapastat

1/4 tassi hakitud värskeid basiiliku lehti

2 spl. ja 2 tl. tükeldatud päikesekuivatatud tomatid õlis

1 supilusikatäis. oliiviõli

1/4 tassi ja 2 spl. Riivitud Parmesani juust

1/4 teelusikatäit soola

1/4 tl musta pipart

meetod

Valmista pasta vastavalt tootja juhistele. Nõruta ja leota külmas vees. Kurna uuesti ja varu. Pane päikesekuivatatud tomatid ja basiilik köögikombaini ning blenderda ühtlaseks massiks. Kombineerige kõik koostisosad suures kausis ja segage hästi. Maitsesta maitse järgi. Seda salatit võib serveerida toatemperatuuril või külmalt.

Nautige!

Kreemjas kanasalat

koostisained

2 tassi majoneesi

2 spl. suhkrut või rohkem, olenevalt teie majoneesi magususest

2 teelusikatäit pipart

1 kanarind, kondita ja nahata

1 näputäis küüslaugupulbrit

1 näputäis sibulapulbrit

1 supilusikatäis. hakitud koriander

Soola maitse järgi

meetod

Prae kanarind küpseks. Jahuta ja lõika suupärasteks tükkideks.

Kombineerige kõik koostisosad suures kausis ja segage hästi.

Maitsesta maitse järgi ja serveeri külmalt.

Nautige!

Värskendav Green Gram

koostisained

2 tassi rohelist grammi

1 tass paksu jogurtit

1 tl. tšillipulber

2 spl. suhkur

Soola maitse järgi

meetod

Keeda potis vett ja lisa näpuotsatäis soola ja roheline gramm.

Küpseta peaaegu küpseks ja nõruta. Loputa külma veega ja

varu. Vahusta jogurt ühtlaseks. Lisa tšillipulber, suhkur ja sool

ning sega korralikult läbi. Pane jogurt mõneks tunniks

külmkappi. Vahetult enne serveerimist võta

serveerimistaldrikult roheline gramm ja serveeri koos

ettevalmistatud jogurtiga. Serveeri kohe.

Nautige!

Avokaado ja rukola salat fetajuustuga

koostisained

1 küps avokaado, pestud

Peotäis rukola lehti

1 roosa greip, seemnetega

3 spl palsamiäädikat

4 supilusikatäit oliiviõli

1 tl. sinep

½ tassi fetajuustu, purustatud

meetod

Eemaldage avokaado lihav osa ja asetage see kaussi. Lisa palsamiäädikas ja oliiviõli ning klopi ühtlaseks. Lisa ülejäänud koostisosad peale fetajuustu ja sega korralikult läbi. Serveeri murendatud fetajuustuga.

Nautige!

Idandatud rohelise kikerherne salat

koostisained

1 tass rohelisi grammi idusid

1/4 tassi kuubikuteks lõigatud kurki ja seemneid

1/4 tassi hakitud tomatit ilma seemneteta

2 spl. ja 2 tl. hakitud roheline sibul

1 supilusikatäis. hakitud värsket koriandrit

1/4 tassi õhukeselt viilutatud rediseid, valikuline

1-1/2 tl oliiviõli

1 supilusikatäis. sidrunimahl

1-1/2 tl valge veini äädikat

3/4 tl kuivatatud pune

1/4 tl küüslaugupulbrit

3/4 tl karripulbrit

1/4 tl sinepipulbrit

1/2 näputäis soola ja pipart maitse järgi

meetod

Kombineerige kõik koostisosad suures kausis ja segage, kuni kõik koostisosad on õliga kaetud. Lase enne serveerimist paar tundi külmkapis jahtuda.

Nautige!

Kikerhernesalat

koostisained

2-1/4 naela kikerherneid, nõrutatud

1/4 tassi punast sibulat, hakitud

4 küüslauguküünt, hakitud

2 tomatit, tükeldatud

1 tass hakitud peterselli

1/4 tassi ja 2 spl. oliiviõli

2 spl. sidrunimahl

soola ja pipart maitse järgi

meetod

Kombineerige kõik koostisosad suures kausis ja segage hästi.

Hoia üleöö külmkapis. Serveeri külmalt.

Nautige!

www.ingramcontent.com/pod-product-compliance
Lightning Source LLC
Chambersburg PA
CBHW071141080526
44587CB00013B/1703